DU
CHOLÉRA

DES MOYENS DE LE PRÉVENIR
ET DE SON TRAITEMENT,

PAR

H. CROSILHES,

DOCTEUR EN MÉDECINE DE LA FACULTÉ DE PARIS, PROFESSEUR D'ANATOMIE, MEMBRE DE PLUSIEURS SOCIÉTÉS SAVANTES.

PRIX : 30 CENTIMES.

A PARIS,

CHEZ MOQUET, LIBRAIRE-ÉDITEUR,
COUR DE ROHAN, 3, PASSAGE DU COMMERCE,
ET CHEZ L'AUTEUR, RUE ST-NICOLAS D'ANTIN, 9.

1848.

DU CHOLÉRA,

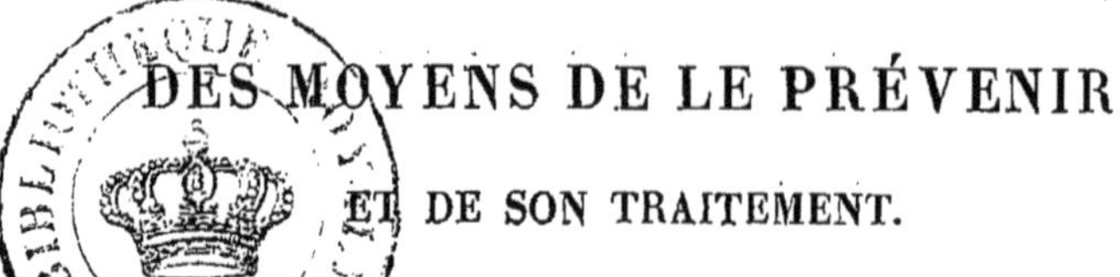

DES MOYENS DE LE PRÉVENIR

ET DE SON TRAITEMENT.

Laissant de côté le choléra indigène dont quelques cas se présentent de temps en temps, nous ne nous occuperons ici que du fléau voyageur auquel on a donné le nom de *choléra asiatique*, en raison de son origine. Nous examinerons d'abord la maladie dans ses diverses périodes, en ayant soin d'indiquer tous les signes auxquels on peut la reconnaître ; nous rechercherons ses causes, ses différences selon les tempéraments, les dispositions individuelles, les âges, les sexes, les conditions hygiéniques, etc. ; nous indiquerons les symptômes à l'aide desquels on peut préjuger l'issue heureuse ou funeste de la maladie ; puis, nous tracerons l'historique et l'itinéraire de ce terrible fléau depuis son apparition jusqu'à nos jours, et nous terminerons par l'indication des moyens hygiéniques propres à prévenir son invasion, et enfin des meilleurs modes de traitement qui ont été mis en usage par les plus habiles praticiens.

La marche du choléra a été divisée en quatre périodes par les auteurs du *Compendium*, et nous adopterons le plan qu'ils ont tracé, car il abrégera singulièrement notre tâche en facilitant l'intelligence des descriptions que nous allons donner. Les quatre périodes que nous admettons sont caractérisées, la première par des accidents nerveux et intestinaux, la deuxième par des vomissements et de la diarrhée, la troisième par le changement de couleur de la peau qui devient d'un bleu noirâtre, par le froid qui gagne tout le corps, la quatrième par la réaction de chaleur qui amène un véritable état fébrile. Hâtons-nous de dire qu'on s'exposerait souvent à ne pas reconnaître le choléra si l'on attendait qu'il présentât toujours d'une manière mathématique les quatre périodes dont nous allons parler. La maladie, dans ses capricieuses atteintes, se joue de toutes les règles que la faiblesse humaine est obligée de tracer pour coordonner d'une manière raisonnable des phénomènes si variés. Ce n'est que par l'étude et la connaissance exacte des symptômes qu'on peut parvenir à se faire une idée juste de la maladie, et à la distinguer dans tous les cas par la réunion d'un certain groupe de ces symptômes. Nous avons cru qu'il était indispensable de faire ces réserves afin d'aborder plus librement l'étude du choléra.

Première période. — Le malade est surpris par un léger mal de tête, accompagné de vertiges, d'éblouissements. Tantôt il est en proie à une agitation dont il ne peut se rendre compte; tantôt, au contraire, il est dans un état d'apathie, d'engourdissement prononcé, dans un état de faiblesse qui le fait quelquefois tomber en défaillance; il est abattu, découragé. Dans d'autres cas, le malade, après avoir senti quelques gargouillements dans le ventre, éprouve une légère colique qui le force à aller à la garde-robe. Les matières rendues sont liquides, d'une couleur jaunâtre, et répandent une odeur fétide. Quoique ces évacuations procurent d'abord du soulagement, elles ne tardent pas à affaiblir le malade. Ce sont là les cas légers; mais le mal se présente souvent avec une bien plus grande intensité : après des coliques extrêmement violentes surviennent des évacuations abondantes et liquides qui laissent déposer des flocons blanchâtres comparables à du riz crevé dans l'eau, ou bien rougeâtres et ressemblant assez bien à de la lavure de chair. Ordinairement en même temps ont lieu des vomissements de matières muqueuses qui fatiguent horriblement le malade par leur persistance. Ce sont ces accidents, ces symptômes avant-coureurs qui ont reçu de plusieurs auteurs la dénomination de *cholérine*.

Deuxième période. — La deuxième période, il faut en convenir, n'offre point de différences assez tranchées pour qu'on puisse la distinguer de la première, arrivée à toute son intensité. Ce sont, en effet, les mêmes accidents que nous venons de signaler, diarrhée et vomissements, qui constituent cette deuxième période; mais ils sont beaucoup plus prononcés encore et s'accompagnent de douleurs violentes dans le ventre et dans les reins. Les matières vomies s'échappent par fusées, et les selles, très abondantes, sont rendues presque sans cesse. Lorsque la maladie a fait des progrès, il devient très difficile de distinguer, dans les matières rendues, celles qui sont le produit des vomissements, de celles qui ont été rejetées par l'anus. Si on demande au malade ce qu'il éprouve, il se plaint d'une sécheresse extrême à la gorge, d'une soif inextinguible, d'une chaleur brûlante dans l'estomac, de crampes très douloureuses qui commencent ordinairement par les pieds et gagnent presque toutes les parties du corps. La respiration est difficile, inégale. « Les traits sont grippés et donnent à la physionomie une expression douloureuse qui constitue le facies cholérique, si frappant, si dictinct, que la mémoire ne saurait l'oublier : les parties osseuses de la face forment une saillie considérable, les muscles se dessinent en relief, des rides nombreuses sillonnent le front et la face, le pli naso-labial est surtout prononcé, les yeux s'entourent d'un cercle livide et se placent profondément dans l'orbite ; les paupières sont à demi closes, le nez s'effile et devient pointu, ses cartilages deviennent apparents, les ailes du nez sont rapprochées et se dilatent au moment des grands efforts de la respiration. Les malades semblent accablés par une sérieuse méditation, leur physionomie peu mobile exprime l'insouciance, l'abattement ou le découragement, et tel qui tout à l'heure était effrayé du mal épidémique dont il se voyait atteint, reste morne, taciturne, et sans énoncer aucune crainte, n'exprime que ses douleurs physiques. » (*Compend.*) Il n'est pas rare de voir les malades, considérablement affaiblis par les évacuations dont nous avons parlé et les efforts qu'elles nécessitent, par la privation de sommeil, tomber plusieurs fois en défaillance. Si la maladie fait de nouveaux progrès, la chaleur du corps diminue, les pieds deviennent glacés, la peau se couvre d'une sueur froide et gluante. On a remarqué qu'en ce moment les glandes salivaires ne fournissaient plus ou presque plus de salive, que les reins ne sécrétaient plus d'urine, et que la suppuration des plaies, des vésicatoires ou des cautères était même supprimée. Ces derniers accidents se lient à ceux de la troisième période dont nous allons parler.

Troisième période. — Celle-ci est la plus remarquable, en raison du changement de couleur de la peau. Les contractions du cœur s'affaiblissent insensiblement, et par suite du trouble apporté dans la circulation du sang, ce liquide, arrêté pour ainsi dire dans son cours, stationne dans les innombrables ramifications veineuses, communiquant ainsi à la peau une teinte bleuâtre caractéristique. « Le visage, dit M. Bouillaud, prend un aspect vraiment hideux : les tempes et les joues se creusent, le nez s'effile, les poils qui sont à l'entrée des

narines se recouvrent d'une matière pulvérulente ; les yeux secs,
ternes , comme flétris, inanimés, sont enfoncés dans les orbites et
cernés par un cercle violet, livide ou même noirâtre ; bientôt ils se
renversent en haut , restent entr'ouverts , et la portion du blanc de
l'œil qui n'est plus recouverte par les paupières, privée du liquide qui
arrose habituellement sa surface, s'irrite par le contact de l'air, s'in-
jecte, et de là ces taches rouges, sanglantes, ces espèces de meurtris-
sures ; la face est froide, recouverte d'un léger enduit visqueux, violette , bleuâtre ou livide , surtout aux lèvres. Cette teinte violette ou
cyanique du visage s'empare également de plusieurs autres parties du
corps, telles que les mains, les pieds et les parties génitales externes ;
il est même des cholériques dont presque tout le corps présente cette
coloration à un degré très prononcé. Le froid glacial du visage s'étend
également aux autres parties cyanosées ; elles sont en même temps
humides d'une couche de liquide visqueux, froid , en sorte que,
comme on l'a déjà dit, la sensation que l'on éprouve en touchant ces
parties rappelle celle que fournit le toucher du bout du nez d'un chien.
Le volume du corps, en général, et celui du visage et des membres
en particulier, diminue en très peu de temps d'une manière extraor-
dinaire : c'est ainsi que des individus encore jeunes présentent l'aspect des vieillards , par suite de l'affaissement des traits, et des rides
qui sillonnent la peau devenue tout à coup trop large , en raison de
l'amaigrissement dont il vient d'être question. » Le malade est plongé
dans un abattement extrême , et on a bien de la peine à obtenir une
réponse aux questions qu'on lui adresse. Il a conservé, cependant,
toute son intelligence ; mais les organes des sens sont ordinairement
bien affaiblis. La respiration est tellement pénible qu'il semble à
chaque instant que le malade va être suffoqué. C'est à cette période
que s'applique l'énergique expression de M. Magendie, que le choléra
cadavérise les malades. Des expériences très suivies ont été faites pour
reconnaître avec exactitude la température du corps des cholériques :
un thermomètre placé sur les pieds est descendu jusqu'à 17 degrés
centigrades au-dessous de zéro, et sur la langue jusqu'à 18 degrés.
On a remarqué que la guérison n'avait jamais lieu lorsque la température descendait au-dessous de 19 degrés, observation très im-
portante pour le pronostic du choléra. Souvent les malades succom-
bent dans cette période, qui est quelquefois fort longue, mais qui
peut être rapide au point de mériter l'épithète de *foudroyante*. Il

n'est pas rare de voir la mort survenir presque subitement, ou dans l'espace de dix à douze heures. Mais ce qui est extrêmement remarquable, les cadavres conservent la chaleur longtemps après la mort. A l'hôpital de la Charité, dans le service de M. Rayer, un thermomètre introduit dans la bouche d'un cholérique, quatre heures avant la mort marquait 26 degrés au-dessus de zéro; réintroduit quatre heures après la mort, il monta à 25 degrés.

Quatrième période. — Ici tout change d'aspect : le malade qui a échappé à la troisième période éprouve une réaction insensible, mais marquée, le pouls recommence à battre, et la chaleur revient peu à peu, en même temps que la difficulté de respirer disparaît. La couleur bleuâtre de la peau diminue et s'éteint. La chaleur finit par devenir extrême ; il y a une véritable fièvre, et souvent le malade est trempé par la sueur; l'urine, qui était supprimée pendant la période précédente, coule de nouveau ; enfin la langue, qui était pâle et bleuâtre, devient rouge, et le malade prend avec plaisir toutes les boissons aqueuses, pourvu qu'elles soient peu chaudes. Les forces reviennent de jour en jour, et la convalescence marche rapidement à son terme. Telle est la terminaison favorable de cette période ; mais malheureusement il n'en est pas toujours ainsi : quelquefois, comme l'a remarqué M. Magendie, la réaction n'a lieu que d'une manière incomplète, et les symptômes de la troisième période reparaissent pour faire place bientôt à une nouvelle réaction. Il y a ainsi une succession alternative qui offre le plus grand danger pour les malades. D'autres fois la réaction présente des symptômes typhoïdes : « les vomissements et les selles n'existent plus, ou s'il survient des évacuations, ce qui n'est pas très rare, elles n'offrent plus les caractères déjà signalés. Le hoquet le plus opiniâtre remplace quelquefois les vomissements et fatigue singulièrement les malades; le ventre reste plus ou moins sensible à la pression, surtout au creux de l'estomac ; la langue devient rouge, sèche, râpeuse, quelquefois même noirâtre et croûteuse ; les dents et les lèvres se couvrent de fuliginosités ; la soif est continue; la face, de violette qu'elle était, devient d'un rouge plus ou moins vif; les yeux s'injectent, les bords des paupières sont sensibles au contact de la lumière, leur pupille se resserre, et une chassie glutineuse, sécrétée abondamment par les bords libres des paupières, fait adhérer ceux-ci entre eux. La peau des diverses parties du corps, qui étaient refroidies, se réchauffe et n'offre plus la teinte violette. Les malades, plongés dans un état de stupeur, ne répondent que difficilement aux questions qu'on leur adresse, bien qu'ils les comprennent, pour la plupart, assez bien ; ils présentent une sorte de balbutiement, comme dans l'ivresse. L'expression de la face est celle de l'imbécillité ; le regard est stupide, en quelque sorte ébahi. Les membres sont, dans quelques cas, agités de légers mouvements spasmodiques ; la tête se renverse en arrière, les mâchoires sont fortement serrées. Lorsque ces symptômes, au lieu de diminuer graduellement, affectent une forme de plus en plus grave, ils amènent la mort, après un laps de temps qui ne dépasse pas ordinairement huit à dix jours, et qui souvent même est encore moins prolongé. Les malades s'éteignent alors dans un état comateux. La convalescence, chez les individus qui échappent aux accidents typhoïdes, est ordinairement très longue, orageuse ; les fonctions digestives ne se rétablissent qu'avec une extrême difficulté, et les forces ne se relèvent que très lentement. » (Bouillaud). Dans d'autres cas la réaction plonge les malades dans une faiblesse profonde ; quelquefois enfin les évacuations persistent avec leurs violentes douleurs, et cette forme de la maladie est presque toujours mortelle.

Telles sont les quatre périodes qui ont été signalées comme caractérisant le choléra-morbus ; mais nous éprouvons le besoin de répéter ce que nous avons dit en commençant, qu'il ne fallait pas s'attendre à voir toujours les symptômes se succéder dans un ordre mathématique, car il y a des nuances extrêmement variées selon les âges, selon les sexes, selon les individus et les circonstances. Il est bon qu'on soit prévenu que les malades atteints du choléra sont fort exposés aux rechutes et aux récidives. La moindre imprudence pendant la convalescence peut ramener la maladie, et on doit prendre d'autant plus de précautions que le choléra est ordinairement beaucoup plus dangereux lorsqu'il frappe un individu pour la seconde fois. D'après les relevés statistiques faits sur une grande échelle, le pronostic du choléra serait plus grave chez les vieillards et les enfants, chez les hommes que chez les femmes, et enfin au début de l'épidémie que vers son déclin.

La maladie peut être arrêtée à sa première période, lorsqu'on prend les moyens que nous indiquerons plus bas; il est plus difficile de s'opposer à la marche de la deuxième période ; mais la troisième est extrêmement grave. D'après M. Gendrin, lorsque les extrémités des doigts, le pourtour de l'orbite sont seuls légèrement bleuâtres, et que le pouls, quoique vif et concentré, se sent facilement à l'avant-bras, on guérit encore le plus grand nombre des malades. Lorsque le choléra se complique d'accidents intermédiaires à l'asphyxie et à l'état typhoïde, il est rare qu'il se montre susceptible de guérison. Nous avons donné les signes à l'aide desquels on reconnaissait que la réaction de la quatrième période était favorable, nous n'y reviendrons pas. Si le malade a la langue et la peau sèches, s'il est pris de frissons entrecoupés de légères sueurs locales, si en même temps il éprouve de la douleur de tête, il faut craindre une complication cérébrale. D'après M. Bouillaud, la diarrhée persistant à un degré modéré pendant la réaction, et donnant issue à une matière d'odeur fécale, est un signe favorable ; les selles rougeâtres, sanguinolentes, fétides, constituent, au contraire, un signe du plus sinistre présage. Si, dans cette période, le malade reste accablé, assoupi ; si la peau devient sèche, la langue et les pieds froids, la mort est presque inévitable. Nous ne nous occuperons point ici des complications qui peuvent survenir, comme l'inflammation du cerveau, la pneumonie, l'inflammation des intestins, etc. (1) ; on devra consulter pour cela les ouvrages spéciaux.

A quelles causes doit-on attribuer l'épidémie du choléra ? De même que dans toutes les maladies épidémiques la cause essentielle, le principe actif échappe à nos investigations, et nous ne pouvons reconnaître que les causes occasionnelles ou celles qui favorisent la propagation du fléau. Parmi celles-ci on cite le refroidissement subit après une forte chaleur, les excès de table, l'usage de viandes indigestes, de fruits peu mûrs, le coït, l'habitation dans des lieux bas et humides, l'agglomération d'un grand nombre d'individus dans des endroits étroits où l'air est peu renouvelé, la malpropreté. Nous devons dire cependant, à ce dernier propos, que le fléau a exercé de très grands ravages dans des

---

(1) Voir le *Médecin de la famille*, ouvrage contenant la description claire et précise de toutes les maladies, les moyens de les prévenir, leurs causes, leurs symptômes, leur traitement à l'aide des médications les plus sûres et les plus faciles, par H. CROSILHES. 1 vol. in-8° orné de 40 planches gravées sur acier et coloriées avec soin, représentant d'une manière lucide tous les signes des maladies. L'ouvrage se composera de quarante-cinq à cinquante livraisons, au prix de 35 centimes. Il en a paru 34, chez M. MOQUET, libraire-éditeur, Cour de Rohan, 3, Passage du Commerce, et chez l'AUTEUR, rue Saint-Nicolas-d'Antin, 9.

villages où régnaient toutes les conditions de propreté, tandis que des localités extrêmement malsaines, de véritables foyers d'infection ont été complétement épargnés. Il est une autre question qui a été fortement débattue : le choléra est-il contagieux ? Nous trouvons dans les auteurs une foule de faits qui sembleraient démontrer l'affirmative ; mais nous devons dire que la plupart de ces faits ont été contestés, et qu'on a même élevé des doutes sur leur véracité. D'un autre côté, il résulte des relevés faits dans les hôpitaux que les personnes appelées à soigner les cholériques n'ont pas été atteintes de la maladie dans une plus grande proportion, bien qu'elles se trouvassent dans les conditions les plus favorables au développement de la contagion. Quoi qu'il en soit, nous ne pouvons trancher la question d'une manière absolue malgré notre conviction intime de la non-contagion du choléra, et tout en engageant nos lecteurs à bannir ces craintes exagérées qui font d'avance le désespoir des familles, nous devons leur recommander de prendre, à l'approche de l'épidémie, les mesures de prudence que nous signalerons plus bas.

Un mot sur l'itinéraire qu'a suivi le choléra depuis sa première apparition jusqu'à nos jours. Nous empruntons ce qui va suivre aux auteurs du *Compendium de médecine*, qui ont puisé eux-mêmes à bonne source : « Né dans l'Inde, près des bouches marécageuses du Gange, il y renfermait depuis des siècles son existence et ses ravages ; tout à coup il franchit les limites qu'il semblait s'être imposées jusqu'alors. En 1817, il se montre à Jessore, à Malacca, à Java, où, sur quatre millions d'habitants, il en fait périr quatre cent mille ; à Bénarès, à Bornéo, au Bengale, depuis Calcutta jusqu'à Bombay (1818). De là il passe aux îles Moluques, à celles de France et de Bourbon (1819); dans l'empire des Birmans et dans la Chine, où il s'étend depuis Canton jusqu'à Pékin (1820). Bientôt, s'avançant vers l'ouest et le nord, il vient en Perse (1821), et de là dans l'Arabie, à Bassora, à Bagdad. Deux ans après, en 1823, il paraît au pied du Caucase, sur les bords de la mer Caspienne et dans la Sibérie (1826), vers les régions polaires ; il pénètre dans le cœur de la Russie, où de nombreuses victimes signalent sa présence à Pétersbourg et à Moscou (1830). L'année suivante, il envahit successivement, en Afrique, l'Egypte ; en Europe, la Pologne, la Gallicie, l'Autriche, la Bohême, la Hongrie, la Prusse (1831); et, continuant toujours ses effrayants progrès, il traverse la mer, se montre en Angleterre, d'où, franchissant le détroit, il passe en France, se montre à Calais (15 mars 1831) et bientôt à Paris (6 janvier 1832), après avoir parcouru, dans ce voyage de géant, plus de trois millions de lieues carrées. Il ne devait pas cependant borner là sa course : il ravage plusieurs départements de la France, paraît bientôt à New-Yorck, dans le Canada, à Philadelphie, dans la Louisiane, à la Nouvelle-Orléans, à la Havane (février 1833), dans le Portugal. à Lisbonne ; en Espagne, à Séville, à Cordoue, à Grenade, à Malaga (1833), à Madrid (1834); il ravage de nouveau les provinces méridionales de la France (1835), se manifeste en Italie, à Gênes (1836), à Naples, à Rome (1837), et y plonge encore les populations dans le deuil et dans la terreur. » Les auteurs terminent par ces paroles dignes de remarque : « Où s'arrêtera le fléau ? c'est ce que nous ne saurions déterminer. Ravagera-t-il de nouveau les pays qu'il a désolés? Nous serions aussi embarrassés de répondre par l'affirmative qué par la négative. Nous l'avons vu quitter le continent européen, traverser l'Océan Atlantique pour revenir encore sur notre territoire. C'est en présence de cette marche irrégulière, de ces retours désolants que la science doit poursuivre ses investigations, et si nous attachons à cette maladie tant d'importance en cet article, c'est que nous ne voulons point passer légèrement sur une affection que nous pouvons encore avoir à combattre. » C'est en 1838 que cet article a été écrit, et depuis ce temps on avait perdu les traces du choléra-morbus lorsque, cette année, il a fait une nouvelle irruption de l'Inde : vers le milieu du mois de juillet il a envahi plusieurs provinces de la Russie, et au moment où nous écrivons il sévit dans l'ancienne capitale de ce vaste empire, ravageant en même temps la Perse et la Turquie. Cependant, hâtons-nous de le dire, les rapports qui nous arrivent de ces contrées s'accordent à regarder la nouvelle épidémie comme infiniment moins grave que celle dont nous avons été affligés il y a quinze ans. Ces assertions sont faites pour ranimer la confiance, et si le choléra s'avance vers nous, nous pouvons espérer du moins que les horribles hécatombes de 1832 ne se renouvelleront pas, car nous avons aujourd'hui les notions qui nous manquaient autrefois, et les chances de salut seront d'autant plus grandes que nous aurons à combattre une épidémie plus faible.

Traitement. — Occupons-nous d'abord du traitement préservatif, c'est-à-dire des moyens qu'on doit employer pour prévenir l'invasion du choléra ; nous signalerons ensuite ceux qu'on doit opposer à la maladie lorsqu'elle est déclarée. Aux approches de l'épidémie, les citoyens ont à remplir des devoirs généraux et des devoirs particuliers. Les premiers sont dévolus à l'autorité, et on nous saura gré de rappeler à ce propos l'opinion noblement exprimée des auteurs déjà cités : « L'autorité doit veiller à l'assainissement des localités qui sont exposées à ses ravages ; il faut que l'on apporte le plus grand soin à la propreté des villes ; il faut que l'on favorise par tous les moyens possibles le libre écoulement des eaux, qu'on enlève régulièrement les boues, les immondices, qui ajoutent à l'impureté de l'air de nos grandes villes ; il faut encore que, à l'exemple des habitants de Breslaw et des autorités prussiennes, on améliore la condition des classes pauvres par des distributions d'aliments de bonne qualité, de vêtements, de bois de chauffage ; il faut que l'on prévienne l'entassement des individus, l'encombrement de certaines habitations, en répartissant les populations dans des édifices vastes et bien aérés ; que l'on ferme les demeures qui paraissent malsaines. Qu'on ne se rebute pas en présence des nombreuses difficultés que l'on rencontre pour arriver à ces résultats : le devoir de l'autorité est de pourvoir au besoin des classes malheureuses dans tous les temps, et particulièrement aux époques de calamité publique ; si le principe de la charité est inscrit sur tous les livres de religion et de morale, il est dicté par un intérêt bien entendu. Les gens riches ne doivent pas reculer devant les sacrifices de toute nature que commandent de semblables évènements : s'ils n'y voient pas une satisfaction de cœur, ils ne peuvent se refuser à reconnaître qu'en améliorant le sort des malheureux ils éloignent d'eux un foyer d'épidémie dont le voisinage est toujours dangereux. A Vienne, dit M. Gendrin, on loua tous les appartements vacants de la ville, et l'on réduisit de moitié et même des deux tiers, en la disséminant dans ces appartements, la population pauvre des maisons surchargées d'habitants ; une partie de la garnison de la ville fut, en outre, mise sous la tente, afin de diminuer l'encombrement des casernes. Les effets de cette mesure furent si heureux, que les invasions de maladies tombèrent subitement de deux cents à cinquante, et qu'aucun soldat de la garnison campée ne fut pris de choléra. » Un partie des recommandations précédentes doit être rappelée aux particuliers : ainsi ils agiront dans leur maison comme les magistrats auront agi dans la ville, pour tous les soins de propreté et d'assainissement, ils habiteront des appartements bien aérés , aussi spacieux que possible ; leur régime sera bien réglé , car les excès, nuisibles en tout temps, sont beaucoup plus dangereux pendant les épidémies. Mais il faudrait bien se garder de tomber dans l'excès contraire, de croire qu'on serait moins exposé à contracter la maladie si on réduisait l'alimentation. Les viandes de boucherie , la volaille , les poissons frais , les légumes verts doivent être la base du régime alimentaire. Pour boisson on fera usage de vin coupé avec de l'eau. La promenade en plein air dans un lieu bien exposé, pourvu qu'on choisisse le moment convenable, le matin dans les fortes chaleurs et le milieu de la journée en hiver, agit d'une manière très favorable sur la santé. On doit rechercher les distractions et les plaisirs honnêtes ; mais l'homme prudent fuira les réunions nombreuses, comme les bals, les spectacles. La tranquillité de l'ame, l'assurance en face de l'épidémie sont les meilleurs préservatifs ; on a remarqué en effet que les personnes saisies par la crainte étaient ordinairement les premières victimes du fléau. Mentionnerons-nous ici les innombrables drogues que le charlatanisme ou la cupidité ont préconisées comme préservatrices du choléra, les substances désinfectantes recommandées dans une brochure tout récemment publiée par l'un de nos confrères? Nous n'en avons vraiment pas le courage. Mais que voulez-vous donc désinfecter lorsque vous avez pris toutes les mesures d'assainissement? En 1832 , pendant la grande épidémie , d'habiles chimistes ont analysé de l'air pris sur les divers points de Paris les plus malsains , ils l'ont trouvé d'une pureté parfaite. Croyez-vous donc que vos désinfectants arrêteront la marche du choléra ? mais les faits qui se sont passés à cette époque ont été assez éclatants pour que nous puissions répondre par la négative. Non seulement ces substances ont été d'une inutilité complète contre le fléau , mais encore elles ont amené souvent des complications, à cause de leurs propriétés irritantes. Pourquoi donc les recommander ? Nous nous attendons parfaitement à voir surgir bientôt une foule de préservatifs plus ou moins prônés par de pompeuses réclames : le camphre surtout, si ridiculement vanté comme une panacée universelle, sera probablement le point de mire de tous les charlatans; mais nous ne craignons pas de le répéter, tous ces prétendus spécifiques sont au moins inutiles quand ils ne sont pas dangereux.

Arrivons au traitement de la maladie déclarée, et suivons les périodes que nous avons signalées au commencement de cette notice.

Au début de la première période, car quelque légers que soient les symptômes, en temps d'épidémie ils sont toujours graves, le malade doit suspendre ses travaux pour se reposer dans son lit. La diarrhée sera combattue par les moyens ordinaires, de l'eau de riz édulcorée avec le sirop de coings ou des lavements amidonnés ; si elle résiste, on aura recours à des lavements plus actifs administrés à très-petites doses et composés d'une forte décoction de riz et de sept ou huit gouttes de laudanum de Sydenham. Cette dernière substance est remplacée avec avantage par 8 grammes de thériaque ou de diascordium. Il ne faudrait pas répéter trop souvent ces lavements qui pourraient offrir quelques dangers ; il suffit d'en donner un toutes les deux heures ; enfin on peut avoir recours , en dernière analyse, aux lavements astringents selon la formule suivante : décoction de ratanhia, 240 grammes ; extrait de ratanhia, 4 grammes. Nous n'avon pas besoin de dire que le malade doit être mis à la diète. Presque toujours, dans cette période, il y a un mal de tête plus ou moins prononcé, quelquefois même un état congestionnel très marqué : dans le premier cas, des bains de pieds sinapisés suffisent ; dans le second on a recours à une application de dix ou douze sangsues à l'anus.

Dans la seconde période, on continue l'usage des médicaments que nous venons d'indiquer, mais avec beaucoup plus d'activité et de persévérance, en raison de la gravité des accidents. On modérera les vomissements en faisant prendre fréquemment au malade des morceaux de glace, en lui administrant soit de l'eau de Seltz, soit la potion anti-émétique de Rivière. On a donné le conseil, lorsqu'on aurait affaire à un individu non sanguin, chez qui les symptômes se développeraient avec lenteur, d'administrer l'ipécacuanha à la dose d 30 centigrammes tous les quarts d'heure. Cette médication produi un excellent effet ; mais il faut pour cela que les douleurs de ventre ne soient pas très-fortes. Enfin on a recours, pour diminuer la fréquence des selles, à des purgatifs parmi lesquels M. Récamier donn la préférence au sulfate de soude à doses fortement purgatives. I faut apporter la plus grande prudence dans l'emploi de cette médication, en raison de l'irritation qu'elle peut déterminer sur l'intestin. Dans quelques cas, où des douleurs très-violentes existent au creux de l'estomac, MM. Velpeau et Gerdy ont conseillé d'appliquer un large vésicatoire sur le point douloureux.

Dans la troisième période, lorsque le malade a pris la teinte bleue, qu'il a perdu sa chaleur, qu'il tend à devenir *cadavre*, selon l'expression de M. Magendie, tous les efforts doivent avoir pour but d'arrêter les progrès que la mort fait à vue d'œil. Les préparations excitantes sont employées dans ce cas avec juste raison : les uns prescrivent une forte infusion de café ou de menthe, les autres des frictions avec un mélange à parties égales de baume de Fioraventi et d'alcool vulnéraire, ou bien de 32 grammes d'essence de térébenthine et de 4 grammes d'ammoniaque liquide ; d'autres enfin des sinapismes promenés sur les membres et même des vésicatoires. On a beaucoup vanté les bains de vapeur pris de la manière suivante : le malade étant étendu sur un tréteau convenablement disposé et entouré de couvertures, on place par dessous un seau d'eau dans lequel on jette des briques rougies au feu. La vapeur qui se dégage se répand bientôt sur tout le corps du malade qu'on a eu grand soin d'envelopper dans des couvertures, sauf la tête. Dans tous les cas on doit, après le bain, maintenir la chaleur des pieds, à l'aide de boules de métal ou de bouteilles de grès remplies d'eau chaude. M. Duval a imaginé un appareil extrêmement simple et commode, à l'aide duquel le malade peut prendre ce bain sans sortir de son lit : il se compose d'un grand entonnoir muni d'un long tuyau qui se rend sous les couvertures; dans cet entonnoir brûlent plusieurs lampes à alcool. Au bout de très peu de temps, les malades éprouvent une chaleur très forte et une abondante transpiration. On calme la soif des malades en leur donnant de petits morceaux de glace ou des limonades frappées de glace.

Dans la quatrième période, si la réaction s'établit d'une manière franche, on doit rester simple spectateur des efforts que fait la nature pour rétablir l'équilibre rompu : le malade prendra des boissons acidules, la limonade ou l'orangeade; quelques lavements émollients, des cataplasmes appliqués sur le ventre compléteront les soins à donner dans ce cas. Si la réaction est trop faible, on continuera l'usage des médicaments excitants que nous avons indiqués plus haut; si, au contraire, la réaction était trop forte, si elle offrait des symptômes typhoïdes, il faudrait adopter le traitement anti-inflammatoire, une application de sangsues derrière les oreilles, plus ou moins forte selon les cas, des boissons rafraîchissantes, des cataplasmes, des lavements adoucissants, et même de larges vésicatoires aux jambes et aux cuisses. Les malades ont-ils éprouvé cette réaction qui les plonge dans une faiblesse extrême, on doit leur administrer des toniques, et en particulier la décoction de quinquina, quelques petits verres de vin de Bordeaux, enfin de légers stimulants. On a vanté, dans ce cas, l'usage d'un lavement composé d'une infusion de camomille avec addition de dix gouttes d'ammoniaque liquide.

Nous ne poursuivrons pas cette revue des moyens de traitement qui ont été dirigés contre le choléra, car nous ne pensons pas que personne, à moins d'impossibilité absolue, ose traiter une si grave maladie sans recourir aux conseils du médecin. Mais nous avons dû considérer que, en temps d'épidémie, le zèle des hommes de l'art ne pouvait pas toujours suppléer à leur nombre; que beaucoup de malades, dans les villes mêmes, restaient dans l'attente des secours médicaux, alors que leur prompte application eût été le plus favorable; nous avons dû songer surtout aux pauvres habitants des campagnes que le médecin, quoique averti immédiatement, trouvait ensevelis lorsqu'il arrivait, épuisé de fatigue, pour leur administrer ses soins. Nous avons donc écrit cette notice avec la ferme persuasion qu'elle pourrait rendre quelques services si la funeste épidémie revenait encore nous visiter. Sans doute il nous a fallu passer sous silence une foule de complications qui surgissent quelquefois pendant le cours de la maladie et que la sagacité du médecin peut prévenir ou détruire à leur début; mais nous croyons avoir donné les notions nécessaires pour que les gens du monde agissent toujours en connaissance de cause en attendant son arrivée.

Nous croyons devoir, en terminant, rapporter, d'après la *Gazette des Hôpitaux*, le traitement qui vient d'être administré avec le plus grand succès par M. Nonat, à l'hôpital Cochin, dans un cas de choléra asiatique. Entré le 1er novembre, ce malade a été traité le premier jour par le tilleul gommé, glace en morceaux, ventouses scarifiées sur le ventre, julep gommeux avec sirop diacode 30 grammes, cataplasmes laudanisés sur le ventre, boule d'eau chaude aux extrémités, sinapismes. Le 2 novembre, le matin, le malade était dans un état plus satisfaisant. Voici la prescription de cette seconde journée : continuer la glace à l'intérieur; deux pots de limonade édulcorée avec le sirop de gomme ; potion diacodée ; quatre ventouses scarifiées sur le point douloureux (un point de côté était survenu); demi-tasse de bouillon froid ; tenir les extrémités chaudes. Le 3 novembre, les crampes avaient tout à fait disparu. Le traitement a été ainsi indiqué : Julep; sirop d'éther, 8 grammes ; quelques morceaux de glace. Si le hoquet persiste, vésicatoire sur la région épigastrique.

D'après la note de ce matin, dit la *Gazette des Hôpitaux*, il est évident que le malade est dans une position tellement satisfaisante qu'on peut le considérer comme guéri ; et cependant, les symptômes qu'il a présentés au début étaient assez tranchés pour qu'il fût impossible de méconnaître un choléra asiatique parfaitement caractérisé.

D'après les nouvelles des pays étrangers qui nous sont venues depuis quelque temps, ce fait rentrerait dans la catégorie de ceux qui ont été signalés dans la nouvelle épidémie, et qui auraient ceci de particulier que la marche en est moins rapide, moins foudroyante qu'autrefois, et que l'apparition en est précédée, pendant quelques jours, de prodromes qui fixent l'attention du médecin et laissent un temps suffisant pour agir.

Le malade dont il vient d'être question est sorti de l'hôpital le 8 novembre. La guérison a donc eu lieu en huit jours.

Quoique nous ajoutions très peu de foi à ces cures merveilleuses qu'on s'empresse d'annoncer quinze ans après, nous ne pouvons nous empêcher de prévenir nos lecteurs que deux personnes, se rappelant, l'une d'avoir été guérie par les inspirations d'éther, l'autre d'avoir guéri sa fille en lui faisant prendre quelques gouttes de ce précieux médicament, ont divulgué ces faits dans les journaux. Si maintenant on nous demande notre opinion à ce sujet, nous la dirons tout entière : l'administration d'une petite quantité d'éther peut être utile dans les deux premières périodes du choléra ; mais vouloir en faire un spécifique, c'est une idée absurde. Sans doute le charlatanisme s'emparera de ces publications pour faire jouer à l'éther le ridicule rôle qu'on a fait jouer au camphre, mais au moins les gens du monde seront bien prévenus. Du reste, l'expérience et l'application pourront seules nous faire dire le dernier mot sur la valeur des préparations éthérées contre le choléra, et nous désirons bien vivement que l'épidémie ne vienne jamais nous retirer de notre indécision.

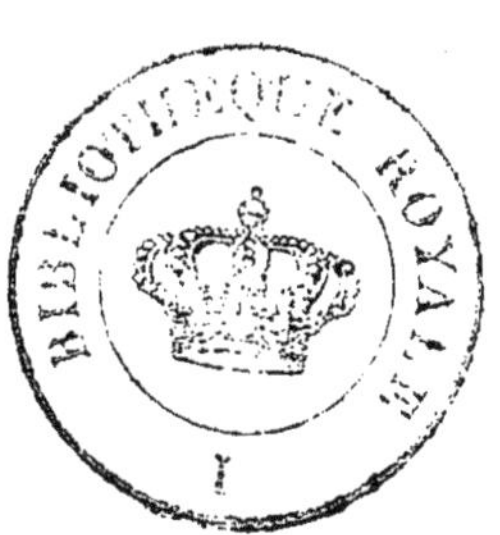

[PARIS. — IMP. DE ÉDOUARD BAUTRUCHE, RUE DE LA HARPE, 90.

Cet opuscule sur le choléra fait partie du MÉDECIN DE LA FA-
MILLE, ouvrage qui donne la description claire et précise de toutes les
maladies, les moyens de les prévenir, leurs causes, leurs symptômes,
leur traitement à l'aide des médications les plus sûres et les plus faciles, par H. CROSILHES, docteur en médecine de la Faculté de Paris.

Ce livre, indispensable à toutes les familles, contient un traité complet
des maladies de la peau, des cheveux, des yeux, du nez, de la bouche,
et en particulier l'hygiène des dents, les maladies des oreilles, du
cerveau, les affections de la voix, de la poitrine, de l'estomac et de
tous les autres organes du corps humain ; un Traité complet des maladies des femmes et des enfants et un Traité spécial des maladies vé-
nériennes. L'ouvrage est terminé par un Formulaire dans lequel se
trouvent indiqués tous les médicaments usités et la manière de les
préparer.

Fruit d'un travail soutenu et consciencieux, le MÉDECIN DE LA
FAMILLE, écrit spécialement pour les gens du monde, est débarrassé
de tous les mots scientifiques qui rendent le plus souvent inintelligibles
ces sortes d'ouvrages. L'auteur a réussi à rendre la lecture de son
livre attrayante et facile, et un grand nombre de gravures sur acier,
coloriées avec soin, enrichissent cette œuvre qui prendra place parmi
les productions les plus utiles de notre époque. Malgré tous ces avan-
tages, l'Éditeur n'a reculé devant aucun sacrifice pour faciliter à tout
le monde l'acquisition de ce bel ouvrage, et afin d'atteindre plus sûre-
ment son but, il a adopté la publication par livraisons.

Chaque livraison se compose d'une feuille d'impression sur beau
papier, format in-8°, d'une gravure sur acier, parfaitement coloriée, et
d'une couverture imprimée. Prix : 35 centimes.

On peut, dès-aujourd'hui, retirer une ou plusieurs livraisons par
semaine, chez l'éditeur MOQUET, cour de Rohan, n° 3, passage du
Commerce, chez les principaux libraires, et chez l'AUTEUR, rue
Saint-Nicolas d'Antin, 9.

Ouvrages du même auteur :

HYGIÈNE ET MALADIES DES YEUX, in-8°, orné de trois gravures sur
acier, coloriées avec soin. Prix : 1 fr. 50 cent.

HYGIÈNE ET MALADIES DE LA POITRINE ET DE LA VOIX, in-8°, orné
de deux gravures sur acier, coloriées. Prix : 1 fr. 25 cent.

HYGIÈNE ET MALADIES DES CHEVEUX, in-8°, orné d'une planche
gravée sur acier et colorié avec soin. Prix : 50 cent.

Paris. — Imp. d'ÉDOUARD BAUTRUCHE, rue de la Harpe, 90.

www.ingramcontent.com/pod-product-compliance
Ingram Content Group UK Ltd.
Pitfield, Milton Keynes, MK11 3LW, UK
UKHW021050120726
13693UKWH00006B/2544